Dans la poursuite du progrès technologique, nous sommes devenus très absorbés par le monde matériel et avons commencé à oublier le monde spirituel. Dans le cycle de la vie quotidienne, gagner de l'argent est devenu notre priorité et le temps est devenu le vassal de l'argent. Parfois, nous jetons un coup d'œil rapide au ciel, qui s'est éloigné de nous et n'est plus aussi doux qu'il l'était dans notre enfance insouciante. Nous avons inventé les ordinateurs et les fusées, mais nous ne savons absolument rien de nous-mêmes.

Nous ne savons pas pourquoi notre cœur bat et pourquoi nous vivons, ce qu'est la pensée et le sens de la vie. Nous avons progressivement commencé à oublier la méthode de guérison utilisée par l'humanité dans les temps anciens, lorsque les médicaments et les équipements médicaux n'existaient pas. Bien sûr, de nombreux livres ont été écrits sur ce sujet, mais le rythme de vie élevé et le manque de temps ne permettent pas à beaucoup de gens d'étudier tous ces ouvrages disparates. L'objectif de ce livre est de simplifier l'acquisition de ces connaissances par le commun des mortels et de tenter de faire germer dans son esprit une idée qu'il pourra ensuite développer grâce à des connaissances plus approfondies. Le lecteur se voit offrir un bref ouvrage de référence sur le traitement des personnes par le champ biologique.

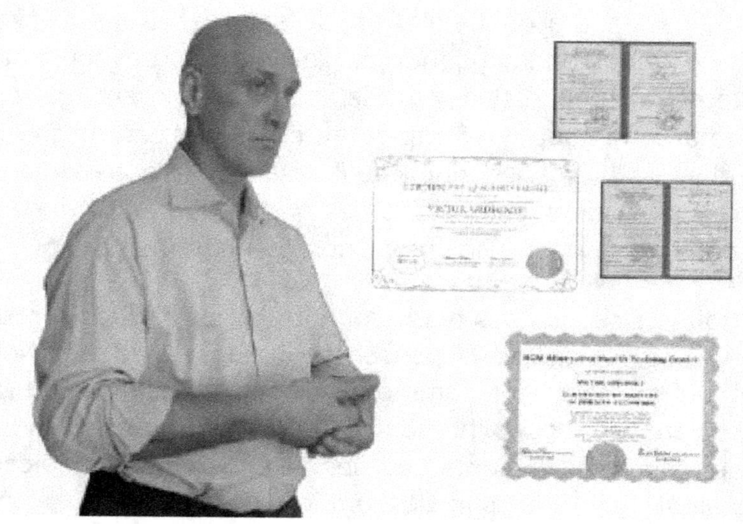

La carrière de Victor Grigorev a commencé en 1991, lorsqu'il a été formé au Centre international russe de parapsychologie expérimentale «Black Lotus Temple of Immortality» et a reçu la plus haute qualification d'instructeur en diagnostic et en correction du biochamp. En 2008, il a passé avec succès les examens de massage classique à l'Institut de médecine réparatrice de Moscou. En 2014, il a été certifié par l'Alternative Health Training Centre aux États-Unis. Trente ans d'expérience dans ce domaine l'ont incité à écrire un livre sur les méthodes de traitement non conventionnelles.

Victor Grigorev

LE
BIOCHAMP

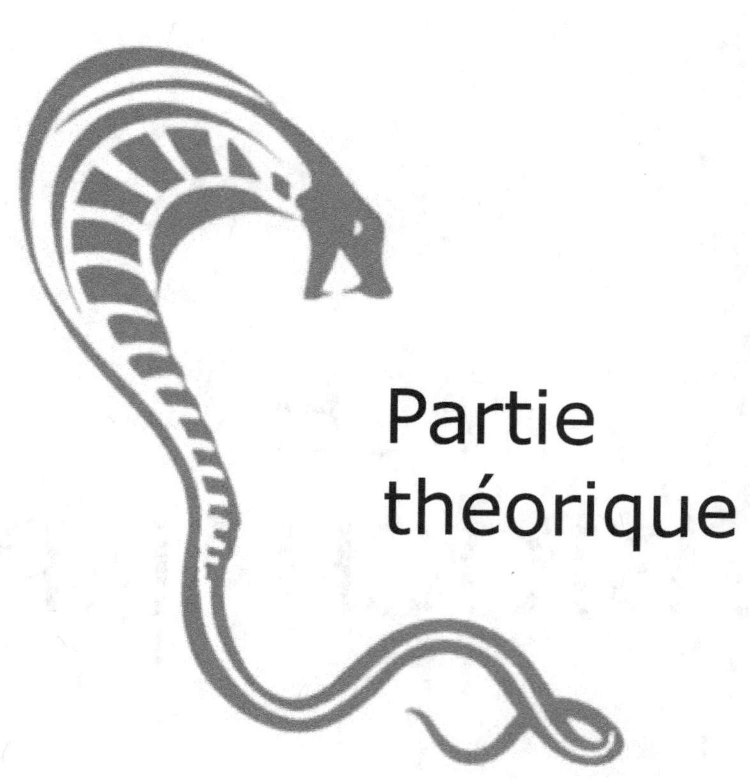

Partie théorique

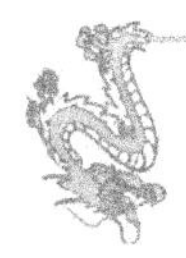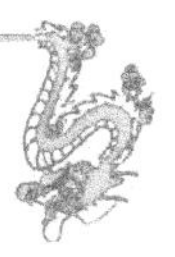

Tout ce qui suit est condensé mais suffisant pour comprendre l'essence des informations obtenues à partir des sources d'information disponibles et n'est qu'un guide pratique pour les personnes qui veulent essayer de développer en elles les capacités inhérentes à la nature pour le diagnostic et le traitement de diverses maladies. Vous améliorerez ainsi votre santé et élargirez votre horizon. Ce livre contient les règles de base du traitement du champ biologique (aura, biochamp) d'une personne en le corrigeant par l'application des mains et des passes mentales afin de guérir de nombreuses maladies. Seuls ceux qui surmontent la barrière intérieure de la méfiance à l'égard de leurs capacités peuvent maîtriser ces capacités.

La doctrine de l'application pratique de l'énergie biologique a été développée pour la première fois par les yogis de l'Inde ancienne. Jésus-Christ a également soigné les gens par le pouvoir de la pensée et ce fait est relaté dans la Bible.

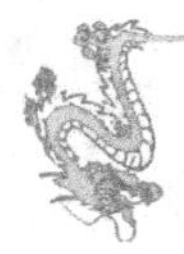 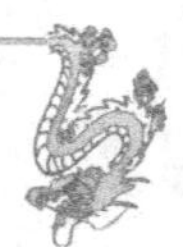

Dans l'Europe médiévale, les guérisseurs étaient impitoyablement exécutés par la Sainte Inquisition pour hérésie. Au Brésil, João Teixeira de Faria a aidé des milliers de malades de différents pays. Au Canada, Adam Dreamheeler a guéri des personnes sur de longues distances à l'aide de photographies. En Union soviétique, le guérisseur Dzhuna était célèbre. La liste pourrait être encore longue. La communauté mondiale a découvert les secrets du biochamp humain après la publication des livres «Hypnotism» de Hiram Jackson, «Healing Magnetism» de Van-Ness Stilman, «Occult Healing of Yogis» de Yogi Ramacharaka. Les êtres humains obtiennent l'énergie dont ils ont besoin pour le fonctionnement de leur corps, en quantité adéquate, par le biais de la nourriture, de l'eau et de l'espace. L'énergie reçue de l'extérieur ou générée dans le corps est distribuée à toutes les cellules et à tous les organes et transformée en un biochamp autour de la personne. Le processus est réversible, c'est-à-dire que le biochamp peut être reconverti en énergie, par analogie avec n'importe quelle autre énergie.

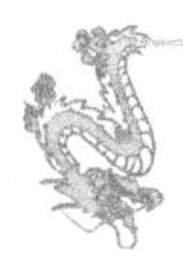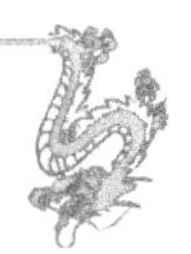

La question de la création d'un être humain et de ses possibilités reste encore bien mystérieuse, mais il est d'ores et déjà clair que le fonctionnement de l'organisme nécessite non seulement l'apport d'éléments chimiques et de composés organiques, mais aussi l'apport d'énergie provenant de l'espace. Le yogi indien Prahlad Jani a pu se passer d'eau et de nourriture pendant une longue période. Le lama bouddhiste russe Dashi Dorjo Itigelova est mort il y a près de 100 ans, mais son corps ne se décompose pas et consomme de l'énergie provenant de l'espace jusqu'à aujourd'hui. La colonne vertébrale de l'homme présente différentes polarités sur les côtés opposés, et le long de celle-ci se trouvent 7 centres énergétiques (chakras), qui unissent les flux d'énergie. Ils ont leurs fréquences d'oscillation par ordre croissant et leurs couleurs, du rouge au violet, et certaines personnes voient même ces couleurs. À la base de la colonne vertébrale se trouve le premier chakra, de couleur rouge et de fréquence vibratoire la plus basse - c'est le niveau de la force physique, le chakra du sexe.

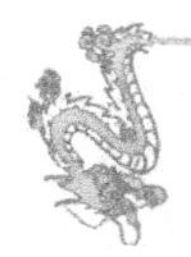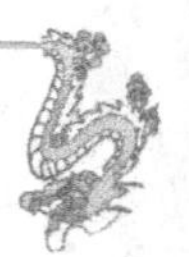

À la naissance, le chakra sexuel est plus développé que les autres, et le plus faible est le chakra spirituel opposé, situé dans la zone pariétale, qui est de couleur violette et dont la fréquence vibratoire est la plus élevée. Avec le temps, ce chakra se développe plus fortement, tandis que le chakra sexuel s'estompe. C'est pourquoi il est plus facile d'exciter la rage que la gentillesse chez une personne jeune, et l'inverse chez une personne âgée. L'utilisation d'un éclairage rouge et d'une musique rythmée à basse fréquence permet d'obtenir de bons résultats dans la réanimation du travail du chakra sexuel. Pour le développement du chakra spirituel, on utilise la lumière bleue et la musique de méditation à haute fréquence. La lumière verte est utilisée pour traiter le chakra situé au milieu de la colonne vertébrale et de couleur verte. Lorsque l'on regarde la beauté de la nature verte, le cœur s'apaise.

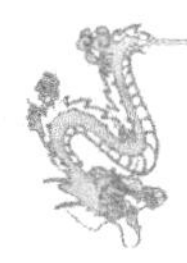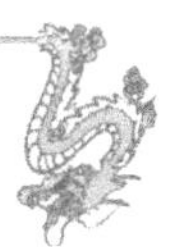

Les centres énergétiques contrôlent le fonctionnement de leurs organes spécifiques. Le chakra rouge est situé dans la région du périnée et contrôle les organes sexuels. Le chakra orange se trouve en face du pubis (intestins). Jaune - près du nombril (foie et estomac). Vert - sur la poitrine (cœur et poumons). Bleu - autour du cou (gorge et nez). Bleu - au centre du front (yeux). Violet - sur le sommet de la tête (cerveau). Lorsque tous les chakras fonctionnent harmonieusement, la personne se sent bien et le biochamp qui l'entoure a la forme d'un grand cocon lisse en forme d'œuf. En cas de maladie, la forme du cocon est irrégulière. Chez une personne en parfaite santé, le biochamp est ressenti à une distance d'un ou deux coudes du corps, chez une personne malade - à un demi-coude ou moins. Avant la mort d'une personne, le biochamp se concentre autour de la tête et disparaît rapidement, tandis que le poids diminue de quelques milligrammes. La forme et la taille du biochamp sont déterminées par la vigne, les cadres, le pendule et les mains.

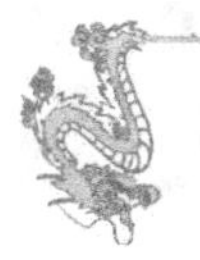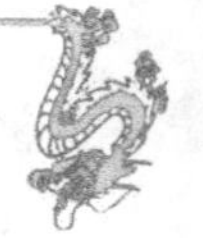

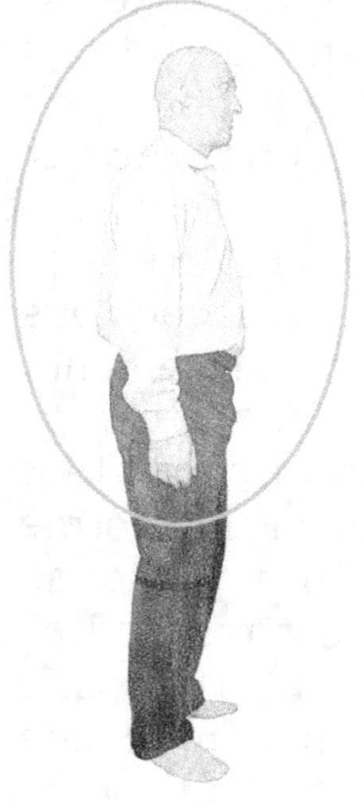

L'homme est
en bonne santé

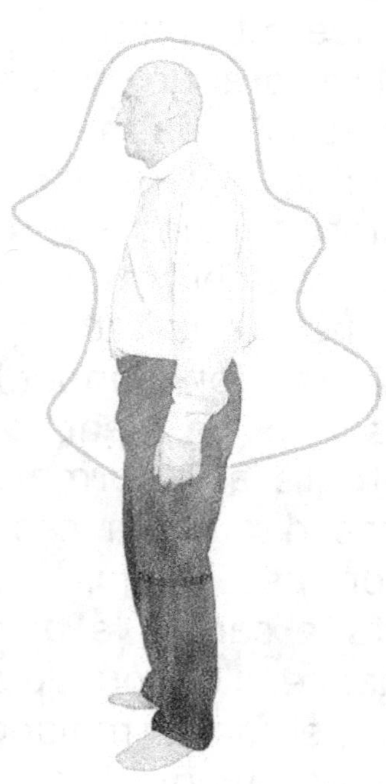

Un homme
malade

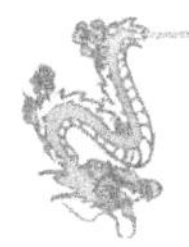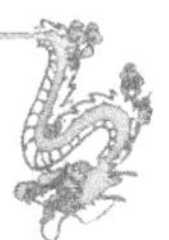

La nature a doté l'homme de mains, qu'il utilise pour sentir, toucher, évaluer et aider le corps en cas de maladie. Lorsque quelque chose fait mal, nous posons automatiquement nos mains à ces endroits. L'énergie circule dans nos mains et nous la transmettons aux endroits douloureux. Avec nos mains, nous pouvons toucher le biochamp et le corriger en cas de maladie. Les mains sont un compteur d'informations, et la vigne et les cadres ne sont que des aides supplémentaires, à l'aide desquelles les gens trouvent encore aujourd'hui des sources d'eau souterraines et des gisements de minerais. Il suffit de s'accorder mentalement pour recevoir certaines informations et de les recevoir. Lorsque l'on approche les mains du biochamp humain, on peut ressentir des picotements, de la chaleur, du froid ou une résistance.

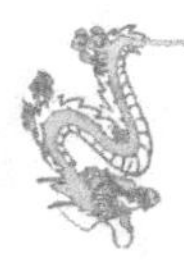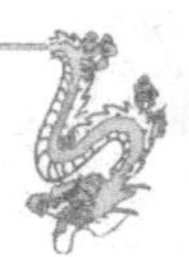

Les flux d'énergie de tous les chakras sont unis. Tous les composants de l'organisme sont indissociablement liés et leur fonctionnement normal est impossible s'ils sont séparés. Un chakra malade est aidé par d'autres chakras, car l'ensemble de l'organisme est interconnecté et une personne ne peut se guérir par un transfert incontrôlé d'énergie d'un autre chakra que sous le contrôle de son subconscient. La deuxième variante de traitement consiste à faire appel à un guérisseur capable d'aligner le biochamp du patient par la force de la pensée et des mains, comme le font les yogis indiens. Le biochamp aligné accumule de l'énergie dans les organes affectés et la personne se rétablit. Par les trous dans le biochamp, on entend les maladies cancéreuses, qu'il est pratiquement impossible de guérir avec les mains, mais qui peuvent être diagnostiquées avec les mains et un traitement conforme au schéma de la médecine traditionnelle peut être prescrit à temps. La détection des maladies cancéreuses à un stade précoce est le principal problème de l'oncologie aujourd'hui.

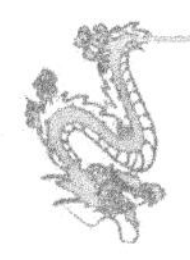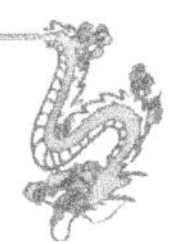

Pour apporter une aide de qualité, le guérisseur doit être en parfaite santé et être capable de reconstituer rapidement son énergie personnelle. Il faut apprendre à se détendre profondément, à concentrer son attention et à développer son imagination spatiale. Le traitement ne doit pas être entamé sans une attitude émotionnelle, si l'on se sent mal ou si l'on n'est pas sûr de ses forces. L'irritation entraîne une perte d'énergie. La confiance en soi ne doit pas venir de l'ignorance, mais d'une compréhension totale du processus. Vous devez élaborer votre tactique et créer intuitivement votre propre option de traitement, en fonction de vos compétences et de vos capacités. Sachez que la correction du biochamp ne suffit pas pour une guérison complète. Il est nécessaire d'élargir le monde spirituel du patient, ce n'est qu'à cette condition que le succès sera durable.

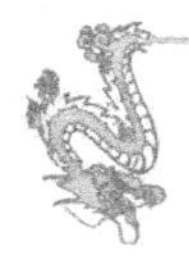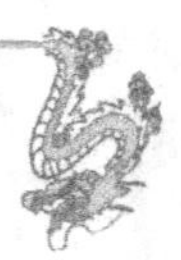

Si possible, vous devriez vous familiariser avec les enseignements du yoga et la littérature européenne sur l'énergie biologique. Vous verrez certainement les mêmes pensées dans les enseignements anciens et les interprétations modernes sur cette question. Plus tard, vous commencerez à réaliser les grandes possibilités qu'offre la maîtrise des connaissances en matière de gestion de l'énergie biologique, mais vous ne devriez jamais les utiliser au détriment d'autres personnes. Ne répondez jamais à une personne par de l'impolitesse pour de l'impolitesse, faites une pause dans une situation conflictuelle et elle disparaîtra. Soyez plus souvent dans la nature, contemplez-la avec émerveillement et respect, comme si vous étiez un invité sur cette planète. Aimez les autres comme vous-même, soyez gentil avec eux et aidez-les gratuitement. Lorsque l'esprit est pur dans ses pensées, l'énergie intérieure ne fait qu'augmenter. La partie pratique se compose de 7 parties. Chaque partie suivante ne peut être commencée qu'après une bonne maîtrise de la partie précédente.

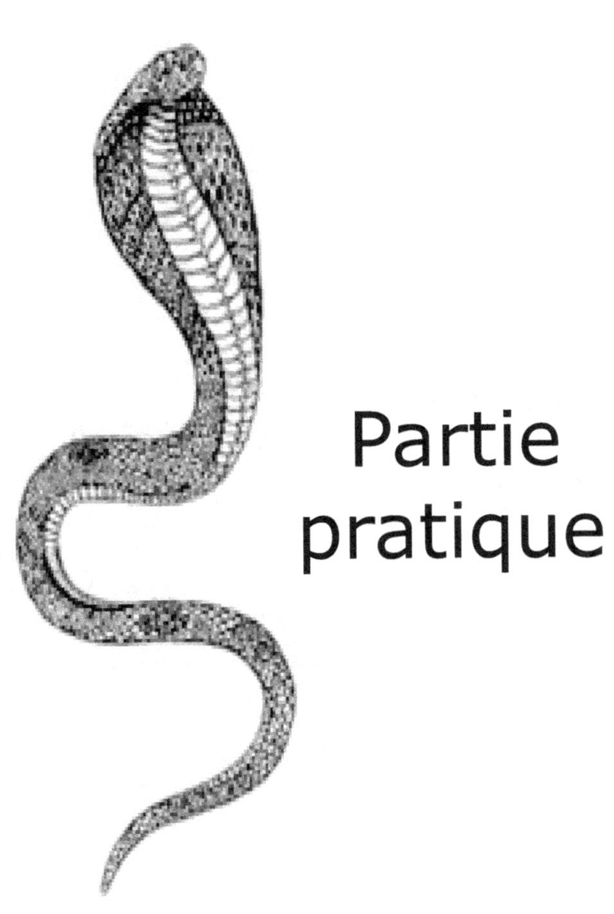

Partie pratique

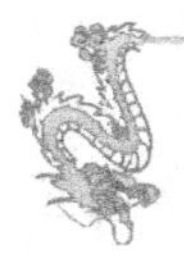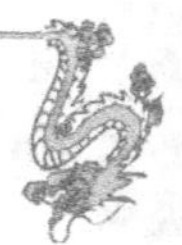

La relaxation

La relaxation est une détente musculaire et émotionnelle. Le calme et la maîtrise de soi permettent de gagner de l'énergie et de retrouver des forces. Depuis l'enfance, la nature a doté l'homme d'un don étonnant de relaxation profonde, mais avec l'âge, cette capacité nous quitte rapidement. Les tensions musculaires inconscientes constantes entraînent une perte d'énergie et de la fatigue. Il est donc important d'apprendre la relaxation profonde et la capacité de bien se concentrer sur les muscles du corps.

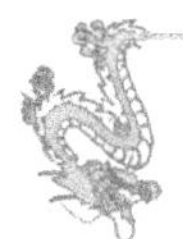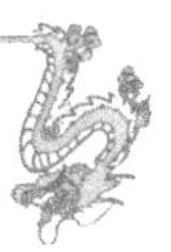

1. En expirant, détendez les muscles de votre visage et de votre cou, et abaissez votre tête sur votre poitrine. Faites pivoter le torse, de cette façon la tête pendante pivote également facilement.

2. Détendez vos bras et faites-les pivoter plusieurs fois sur les côtés.

3. Asseyez-vous sur une chaise et détendez les muscles du dos, le corps légèrement incliné vers l'avant.

4. En position allongée, s'étirer et se retourner.

5. Fermez les yeux lorsque vous êtes allongé. Expirez et détendez-vous. Retenez votre respiration et vérifiez la relaxation de toutes les parties de votre corps, du visage aux pieds. Portez une attention particulière aux muscles du visage, des yeux et de la bouche. Contractez vos muscles en inspirant. Répétez le cycle.

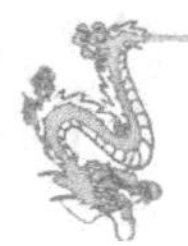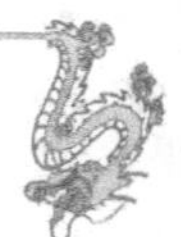

Concentration de l'attention

Le fait de conserver des informations sur un objet dans la mémoire à court terme s'appelle la concentration de l'attention. Nous le faisons souvent de manière involontaire dans notre vie quotidienne, en fixant pensivement quelque chose pendant quelques secondes. Lorsque l'esprit est concentré sur un point, tous les sens disparaissent et le monde environnant n'est pas perçu. Il est possible de pratiquer à tout moment dans les transports, au travail et à la maison, en position assise ou allongée. Le meilleur moment pour pratiquer est le matin ou le soir. Il est nécessaire de parvenir à une concentration constante de l'attention. Augmentez progressivement la durée de l'entraînement d'une minute à 30 minutes.

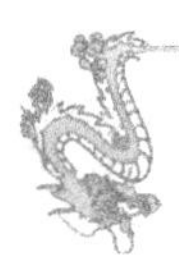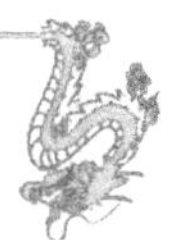

1. Asseyez-vous sur une chaise, détendez-vous, respirez calmement, redressez le dos, croisez les jambes, posez les mains sur les genoux. Fermez les yeux et concentrez-vous sur le bruit monotone d'un sèche-cheveux ou de la pluie, par exemple. Ouvrez les yeux et concentrez votre attention sur un petit objet comme un point, un crayon ou un livre. Essayez de ne pas cligner des yeux. Examinez attentivement le crayon et trouvez-en les moindres détails. Il se peut que votre attention se porte sur un autre son ou un autre objet, c'est une réaction normale. Ne résistez pas à ce qui se passe, regardez la pensée s'éloigner, puis ramenez-la doucement.

2. Allongé ou assis, fermez les yeux et concentrez-vous sur le bout de votre nez, vos pensées se calmant lentement. Avec le temps, vous verrez peut-être de la lumière.

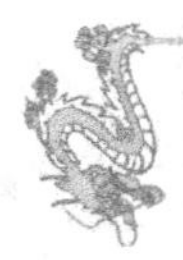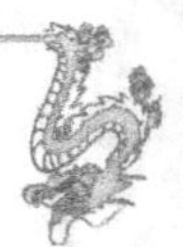

L'imagination spatiale

Après avoir développé la concentration de l'attention en soi, il est possible de passer à des exercices sur le développement de l'imagination spatiale, c'est-à-dire d'apprendre à modéliser mentalement et à définir des parités entre des éléments distincts de l'image, à modifier leur disposition mutuelle et à les voir avec la vision interne en couleur et en détails.

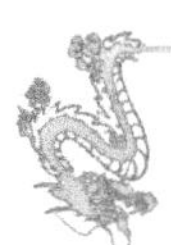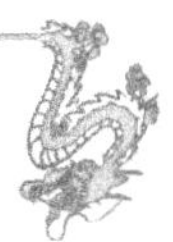

1. Regardez attentivement un objet. Ensuite, fermez les yeux et représentez-vous mentalement l'objet en couleurs et en détails, puis ouvrez les yeux et comparez-le avec l'original. Répétez cet exercice plusieurs fois. Après avoir obtenu un bon résultat, passez progressivement à des sujets plus difficiles, comme les peintures d'art.

2. Regardez un objet pendant quelques minutes, puis un autre. Fermez les yeux et placez mentalement un objet sur un autre, par exemple un stylo sur un livre.

3. Allongé sur le dos, fermez les yeux et concentrez-vous sur votre front. Imaginez et gardez à l'esprit pendant quelques minutes une herbe très verte, des nuages très blancs, un jaune d'œuf et un ciel très bleu.

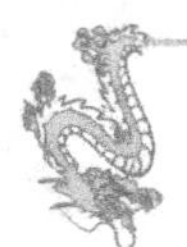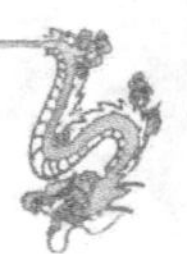

4. Fermez les yeux. Concentrez-vous sur le bout de votre langue et imaginez le goût d'un citron très acide, puis celui d'un miel sucré.

5. Tenez mentalement un pot d'eau très chaude dans la paume de vos mains, puis prenez de la glace très froide dans le congélateur.

6. Imaginez un ciel bleu clair avec des nuages blancs flottants.

7. Regardez une photo de la nature. Imaginez que vous y êtes entré. Entendez le gazouillis des oiseaux, sentez les magnifiques fleurs multicolores et le mouvement d'une brise chaude et légère.

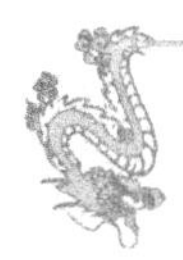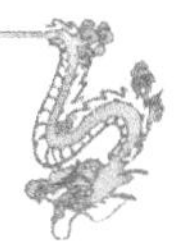

L'apport énergétique par l'alimentation

Il est important de savoir que le régime alimentaire doit être nutritif et varié. Il faut boire au moins 2 litres d'eau par jour. Il est souhaitable de ne pas manger de viande du tout, surtout de la viande grasse. Les protéines à part entière peuvent être obtenues à partir de légumineuses, car l'homme, de par sa structure, est plus proche des herbivores que des carnivores. Contrairement aux animaux, nous avons un long intestin, car il faut beaucoup de temps pour digérer les protéines des aliments végétaux. Voici un exemple de régime alimentaire, qui doit être adopté progressivement afin d'adapter l'organisme aux nouvelles conditions.

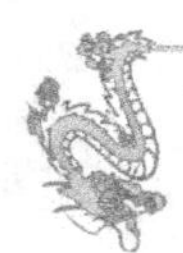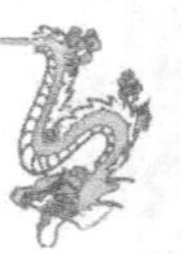

6:30 Abricots secs ou pruneaux. Choix de sarrasin trempé dans l'eau, de blé, d'avoine, de flocons d'avoine. Un verre d'eau chaude avec une cuillère de miel. N'importe quel fruit non acide. Ce petit-déjeuner permet de nettoyer l'organisme des toxines.

11:30 Légumes, fruits, poisson, volaille, œufs, produits laitiers. Pain grossier.

15:00 Vous pouvez manger de tout, sauf de la viande grasse.

19:00 Dîner végétarien au plus tard 4 heures avant le coucher.

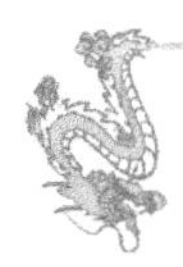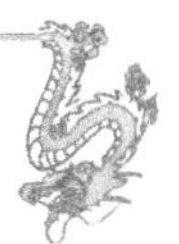

Obtenir de l'énergie à partir de l'espace

Pour maîtriser la technique permettant d'obtenir de l'énergie à partir de l'espace, il est nécessaire d'apprendre à respirer de manière rythmée. Le travail normal des poumons est nécessaire, il faut donc les développer. Il peut y avoir des difficultés lors de l'expiration, essayez de les surmonter. Ne vous précipitez pas et n'oubliez pas de créer une image mentale claire du flux d'énergie, respirez de manière abdominale. À la fin de la deuxième semaine d'entraînement, vous devriez ressentir une augmentation de l'énergie vitale et, après la maîtrise finale de la technique, la fatigue et la maladie n'auront plus d'emprise sur le corps. Faites des exercices en position assise ou allongée 3 fois par jour pendant 10 minutes, à n'importe quel moment avant les repas, mais pas tard le soir. Il est souhaitable d'effectuer les exercices en présence d'autres personnes. Avant chaque exercice, bien détendre les muscles du corps. Faites ensuite ce qui suit:

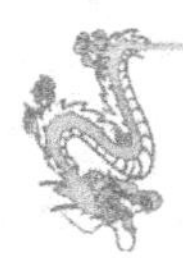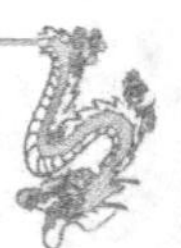

1. Première semaine de cours. Inspirez pendant 8 secondes, retenez votre souffle pendant 8 secondes et expirez pendant 8 secondes.

2. Deuxième semaine de cours. Fermez la narine droite avec votre doigt, inspirez pendant 10 secondes, retenez votre souffle pendant 10 secondes et expirez pendant 10 secondes par la narine gauche. Après 10 cycles, changez de narine.

3. Troisième semaine d'entraînement. Fermez la narine droite et inspirez pendant 15 secondes, retenez votre souffle pendant 10 secondes et expirez pendant 15 secondes par la narine gauche. Après 8 cycles, changer de narine.

4. Quatrième semaine d'exercice. Fermez la narine droite avec votre doigt et inspirez pendant 20 secondes, puis retenez votre respiration pendant 10 secondes et expirez pendant 20 secondes par la narine gauche. Après 6 cycles, changer de narine.

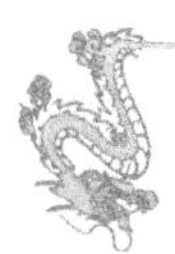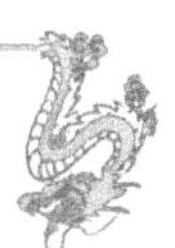

5. Cinquième semaine d'exercice. Faites 3 exercices par jour pendant 25 minutes. Fermez la narine droite avec votre doigt et inspirez profondément pendant 26 secondes, puis retenez votre respiration pendant 8 secondes et expirez pendant 26 secondes par la narine gauche. Après 5 cycles, changez de narine.

La procédure suivante permet de renforcer le système cardiovasculaire et d'améliorer le biochamp :

6. Prenez une douche d'eau contrastée deux fois par jour pendant 4 minutes, en commençant par de l'eau froide et en terminant par de l'eau chaude. Sentez une poussée d'énergie. Pendant 3 mois, augmentez progressivement le contraste de l'eau jusqu'au maximum et augmentez la durée de l'exercice jusqu'à 8 minutes.

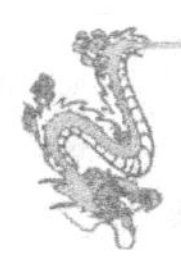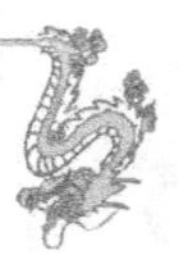

Les exercices rythmés de tension et de relaxation permettent d'obtenir d'excellents résultats en matière d'apport énergétique, mais ils ne sont pas recommandés pour les personnes âgées. Faites les exercices debout, les pieds écartés de la largeur des épaules, les bras ballants, tous les muscles détendus. Faire 4 fois par jour avec une bonne flexion du corps. L'inspiration doit être très courte et l'air doit frapper le nasopharynx, ce qui explique que peu d'air entre dans les poumons. Une fois les muscles tendus, il y aura un déficit d'énergie dans le corps et l'air commencera à entrer par la peau. Par la bouche, expirez bruyamment avec toute la poitrine, puis détendez-vous et continuez :

7. Inspirez, lancez vos bras détendus sur les côtés et ramenez-les derrière votre dos par inertie, penchez votre torse vers l'arrière, lancez votre tête vers l'arrière, tendez les bras, serrez les poings et retenez votre respiration pendant 4 secondes. Puis expirez, penchez le torse vers l'avant et détendez-vous, les mains touchant presque le sol. Maintenez cette position pendant 4 secondes.

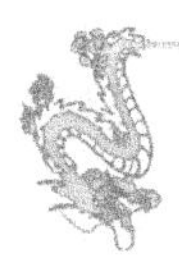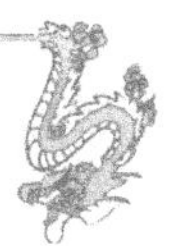

8. Inspirez par le nez, joignez les mains et amenez-les sur le côté droit, derrière la tête, en improvisant un mouvement de hache. En même temps, penchez le corps vers l'arrière, inclinez la tête, tendez les bras et retenez votre respiration pendant 4 secondes. Ensuite, expirez par la bouche pendant 4 secondes, détendez-vous, abaissez vos bras en cercle sur votre côté gauche, le torse incliné vers l'avant, décroisez vos mains et suspendez-les sans les serrer. Effectuez des mouvements de hache dans différentes directions.

9. Inspirer et en même temps tourner rapidement le corps détendu dans le sens inverse des aiguilles d'une montre et en même temps par inertie lancer la main droite en avant au niveau du front, et ramener la main gauche en arrière. La tête tourne en même temps que le torse. En fin de trajectoire, se crisper, serrer les poings, retenir sa respiration pendant 4 secondes, puis expirer, baisser les bras et se détendre. Alterner l'exercice en lançant des bras différents vers l'avant.

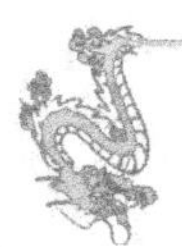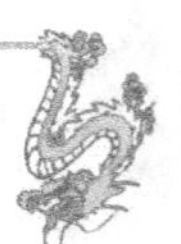

Contrairement aux exercices précédents, dans les exercices proposés ci-dessous, inspirez avec le nez pendant 4 secondes, contractez les muscles de votre corps, ne respirez pas pendant 4 secondes, détendez vos muscles et expirez lentement avec la bouche pendant 4 secondes. Revenez ensuite à la position de départ.

10. Torse légèrement penché vers l'avant, bras tendus vers l'avant, paumes jointes. Inspirez, écartez les bras à la hauteur des épaules et derrière le dos, puis penchez le torse vers l'arrière. Retenez votre respiration et tendez-vous dans cette posture, puis expirez et détendez-vous.

11. Penchez-vous en avant, les doigts touchant le sol. Inspirez et redressez votre corps, tout en levant les bras devant vous et vers le haut, et pliez le torse vers l'arrière. Contractez vos muscles et retenez votre respiration. En expirant, détendez-vous et revenez à la position de départ.

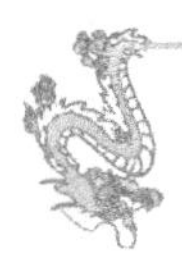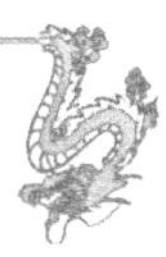

12. Avec un soupir, tournez votre torse vers la droite pour voir le mur derrière vous. Arrêtez-vous, retenez votre respiration et tendez-vous. Expirez, détendez-vous et revenez à la position de départ. Tournez votre torse alternativement dans différentes directions.

13. Allongez-vous sur le dos, les jambes jointes, les paumes repliées derrière la tête, détendez-vous. Inspirez par le nez pendant 4 secondes et levez les jambes. Tendez les bras, ne respirez pas pendant 4 secondes et faites 2 mouvements circulaires dans le sens des aiguilles d'une montre avec vos jambes. Détendez-vous, expirez par la bouche pendant 4 secondes et baissez les jambes.

Il existe de nombreuses méthodes différentes pour absorber l'énergie de l'extérieur, mais leur règle principale est toujours une image mentale claire du processus. Pour réussir, il est très important de développer une imagination du processus en cours. Ne faites pas d'efforts sur le travail de la volonté, cela ne servirait pas à grand-chose.

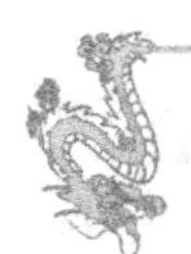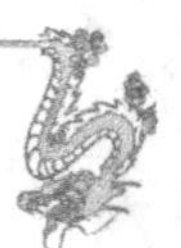

Au début de l'entraînement, n'essayez pas d'obtenir beaucoup d'énergie à la fois, car cela peut avoir un effet négatif sur le psychisme. Faites les exercices suivants 2 fois par jour pendant 10 minutes, après le réveil et avant le coucher.

14. Allongé sur le dos, détendez-vous et fermez les yeux. En inspirant, ressentez le flux d'énergie pure et en expirant, dirigez-le vers le plexus solaire, les jambes et les paumes. Au figuré, le flux d'énergie peut être imaginé, par exemple, sous la forme d'un ressort. Sentez comment l'énergie se déplace dans le corps et atteint chaque point du corps.

15. Inspirez de l'énergie propre et, à l'expiration, expulsez la mauvaise énergie hors du corps. L'image mentale doit être claire. La respiration correcte, mais aussi la force de la pensée, jouent un rôle important dans le recrutement de l'énergie.

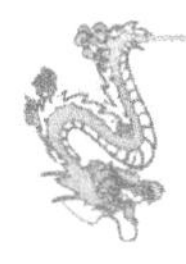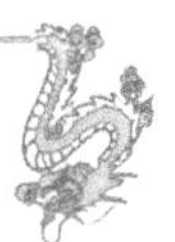

Les gens échangent constamment de l'énergie entre eux et l'espace, mais il y a des personnes qui absorbent trop d'énergie des autres. On les appelle des vampires énergétiques, et leur compagnie devient rapidement inconfortable et fatigante. L'absorption d'énergie se fait par le contact visuel ou au cours d'une conversation. S'il est impossible de quitter la société de ces personnes, emmagasinez l'énergie par une respiration rythmée, en fermant les mains et en croisant les jambes, afin de refermer le flux d'énergie sur vous.

Si une personne malade a un biochamp très faible, soyez attentif à ce fait, il peut être l'une des causes principales du problème.

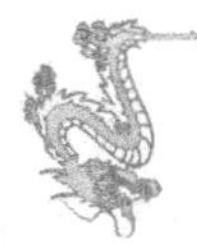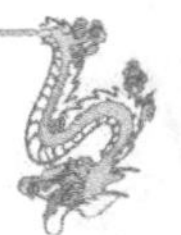

Déterminer la forme du biochamp

Faites les exercices suivants 3 fois par jour pendant 10 minutes. Passez à chaque nouvel exercice après avoir maîtrisé le précédent. Il est nécessaire de développer la capacité à sentir l'élasticité du biochamp entre les paumes de vos mains sans aucune aide, telle qu'un pendule ou une vigne. Retirez tous les bijoux de vos mains. Lavez-vous bien les mains. Chauffez les paumes de vos mains en les frottant l'une contre l'autre, elles deviendront légèrement humides. Accordez une attention particulière à l'index, au majeur et à l'annulaire, qui sont les éléments les plus sensibles de la main. Détendez-vous en position debout. Yeux fermés, épaules baissées, avant-bras pliés, paumes fermées au niveau du bas de la poitrine, doigts légèrement écartés.

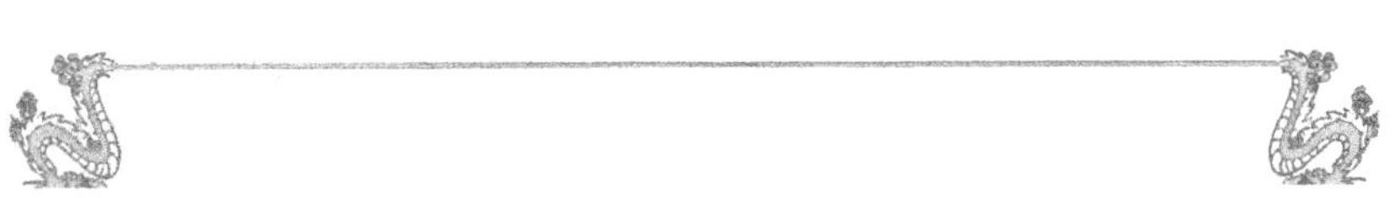

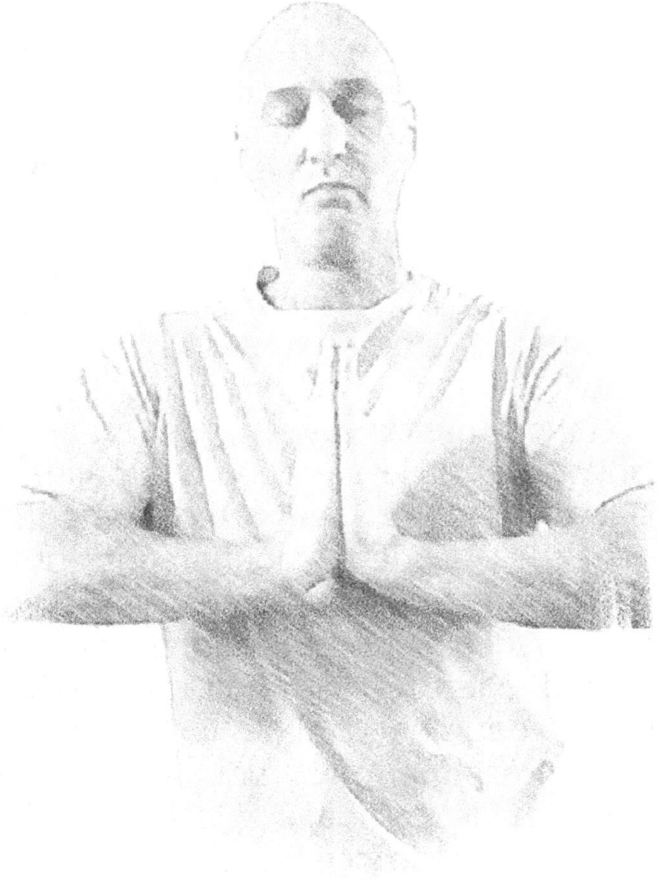

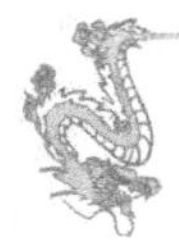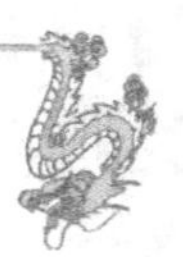

1. Inspirez par le nez pendant 4 secondes et éloignez les paumes l'une de l'autre, les mains tendues au point de trembler. Imaginez que vous avez une balle en caoutchouc collée à vos paumes, qui est étirée avec une très grande force alors qu'elle prend de l'ampleur. Imaginez que de l'énergie pure provenant de l'espace est aspirée par cette boule. Arrêtez le mouvement de vos paumes à la largeur de votre coude ou un peu plus. Puis détendez-vous, retenez votre respiration pendant 4 secondes et effectuez de légers tapotements avec vos paumes, en essayant de sentir la surface de la balle. Écartez les paumes d'un seul mouvement, puis rapprochez-les en deux mouvements brefs. Les paumes des mains sont séparées jusqu'à la distance de sensibilité, puis ramenées l'une vers l'autre. Une légère tension doit être ressentie au niveau des paumes lors de la pression sur la balle. Expirez par la bouche pendant 4 secondes, serrez la balle jusqu'à ce que les paumes se rapprochent et imaginez que l'énergie de la balle s'écoule dans le corps. Retenez votre respiration pendant 4 secondes et répétez l'exercice.

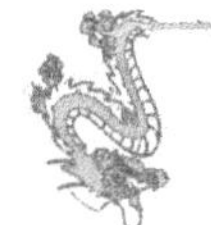
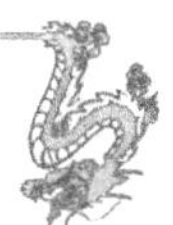

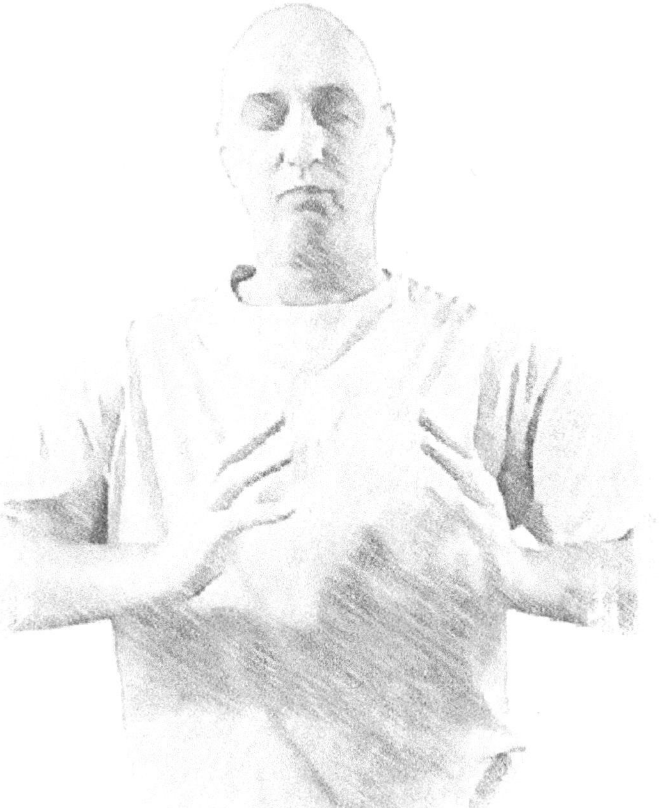

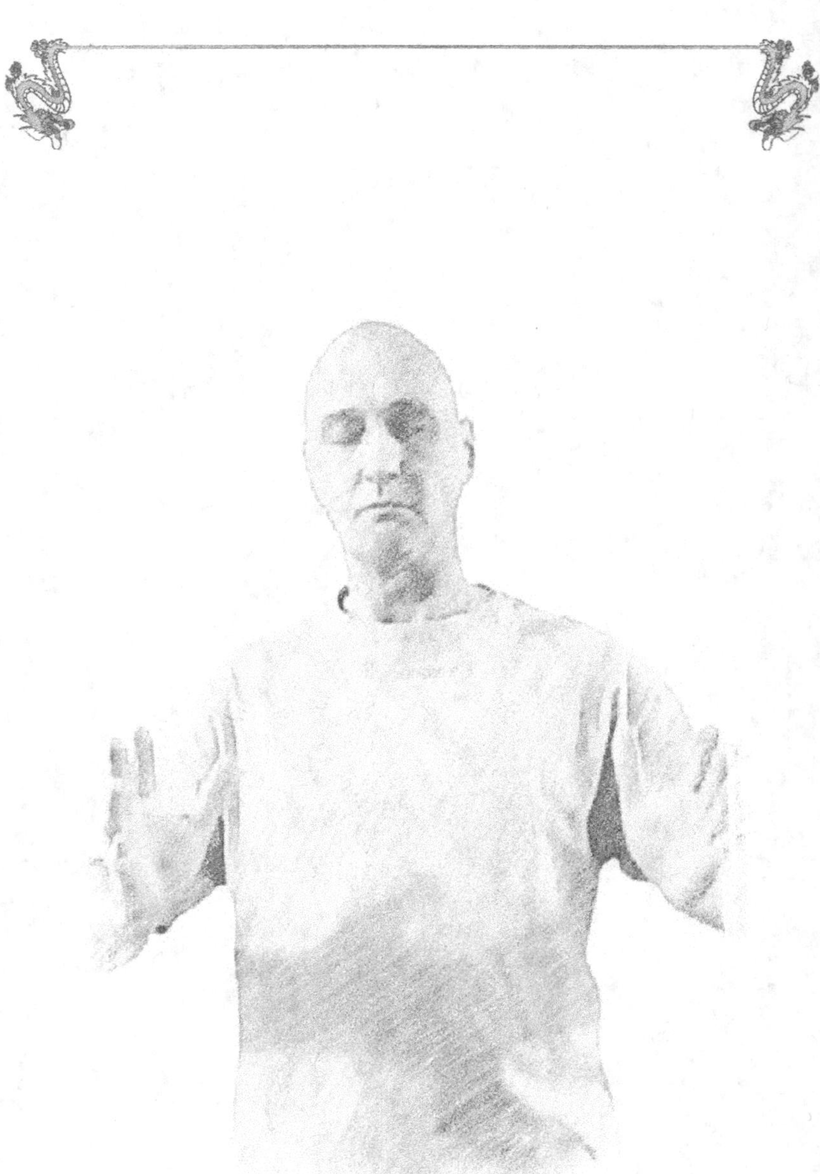

35

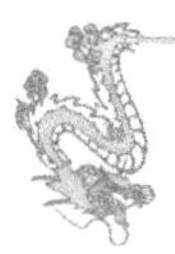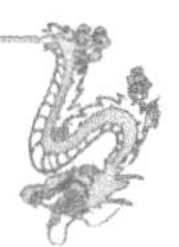

2. Essayez de garder la sensation d'élasticité du biochamp le plus longtemps possible et de ne pas perdre la connexion entre vos mains. Ne revenez pas à chaque fois à la position initiale comme dans l'exercice précédent. Tenez une boule d'énergie devant vous, frappez-la légèrement de différents côtés et sentez son élasticité. Tournez-la à gauche et à droite, élevez-la au-dessus de votre tête et abaissez-la, tournez-la dans différentes directions. Le cycle de temps de la respiration rythmique est déterminé individuellement, en fonction de vos capacités respiratoires. Cependant, le biochamp est ressenti plus efficacement pendant le retard de la respiration, de sorte que l'inspiration et l'expiration au premier stade de l'entraînement doivent être plus courtes. Après avoir appris à bien ressentir le compactage du biochamp, vous pouvez vous exercer les yeux ouverts.

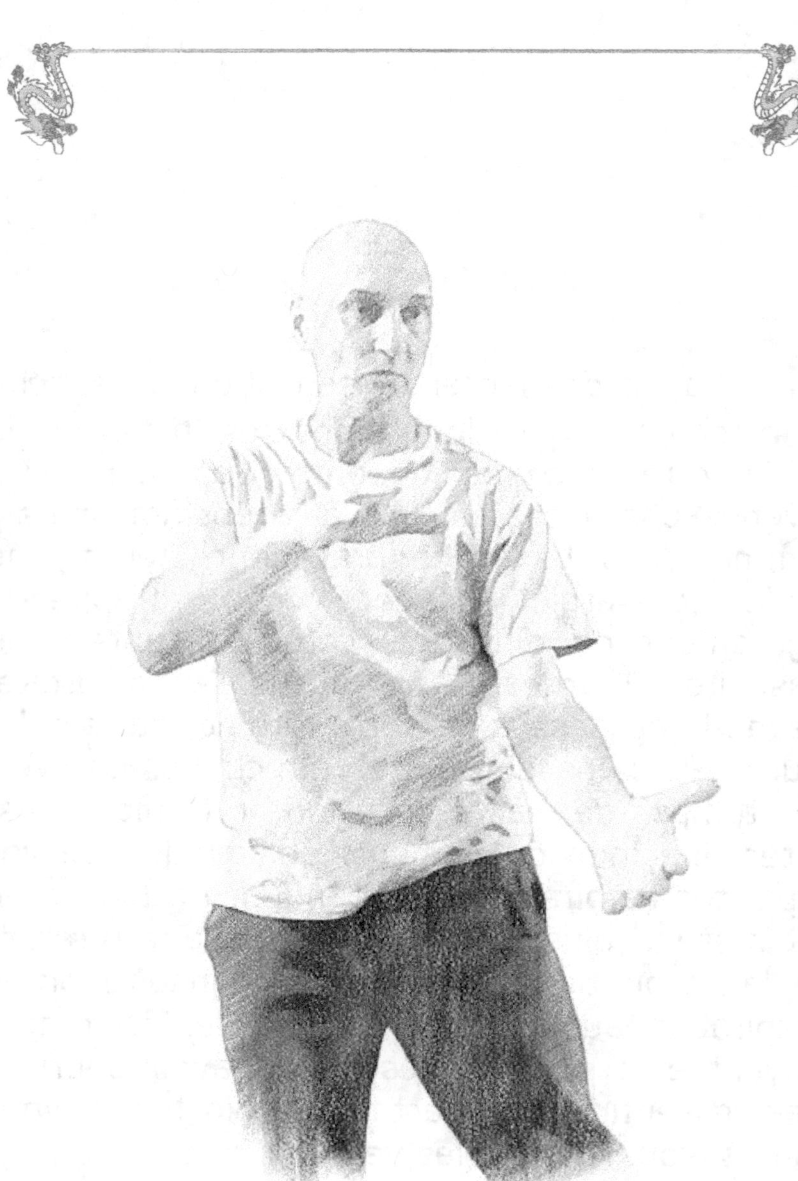

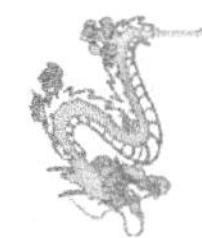
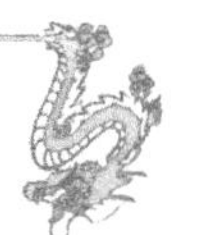
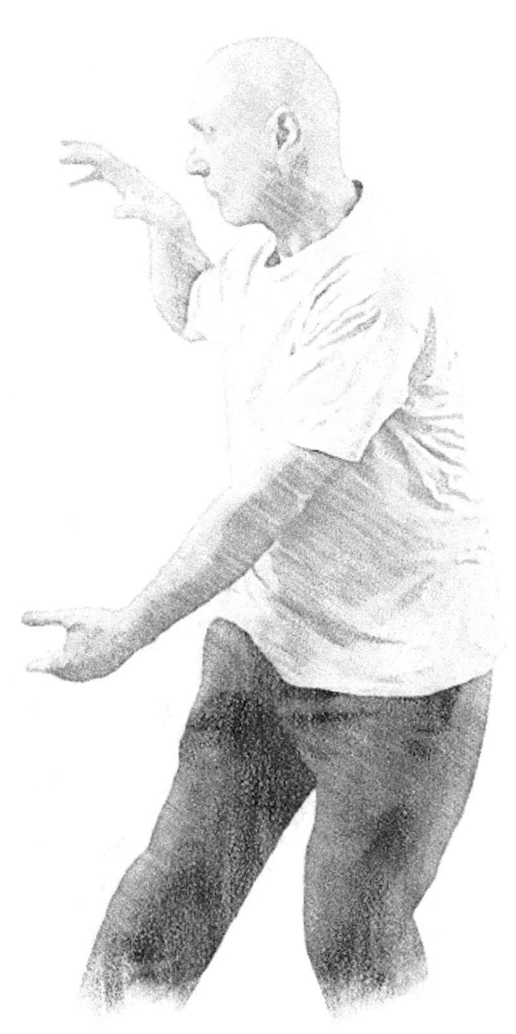

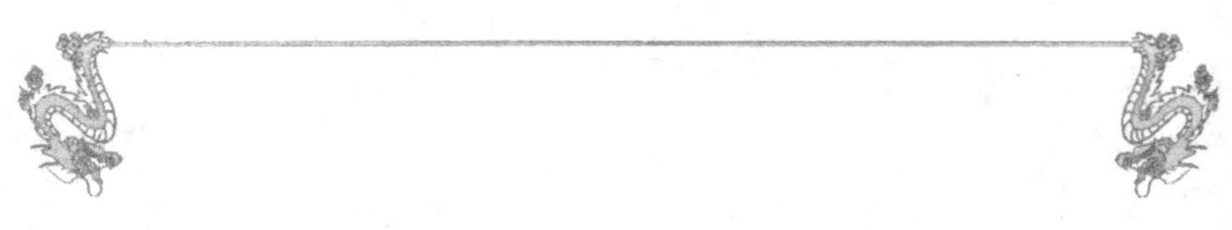

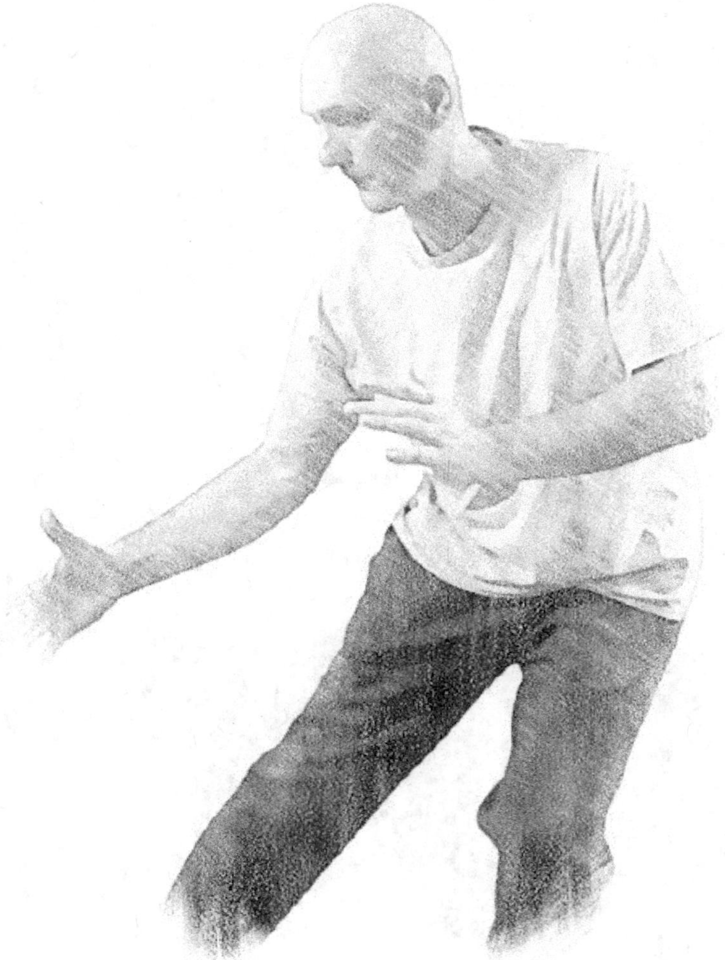

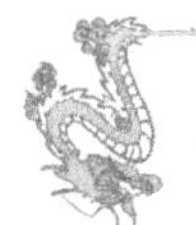
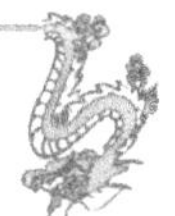

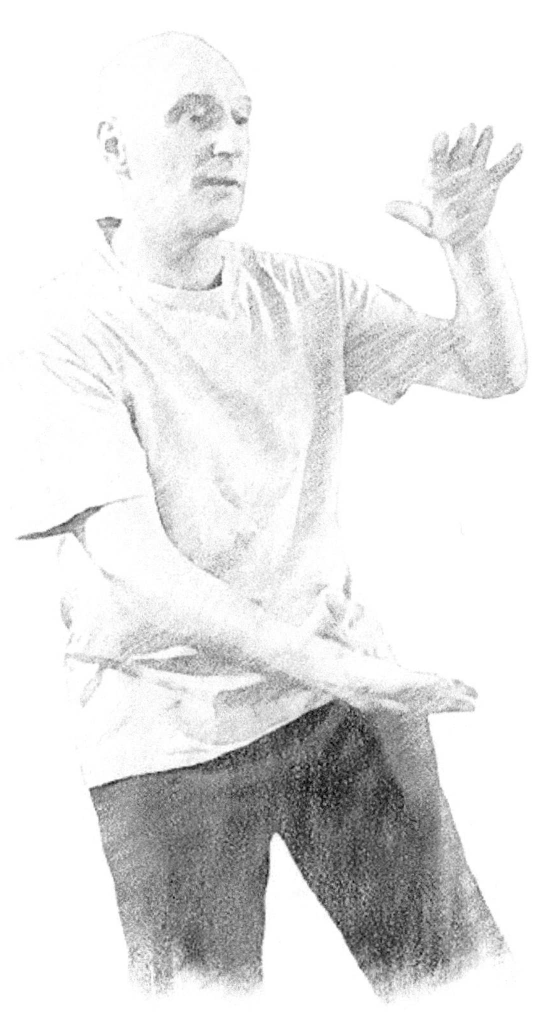

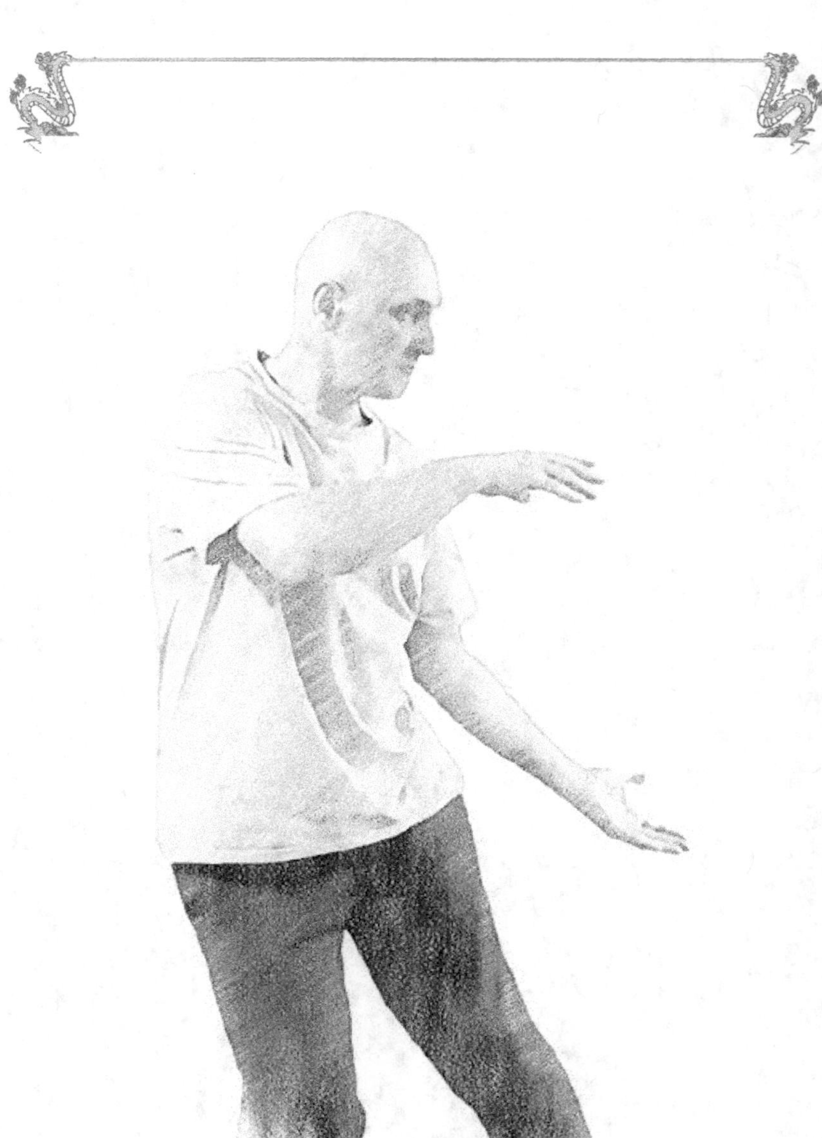

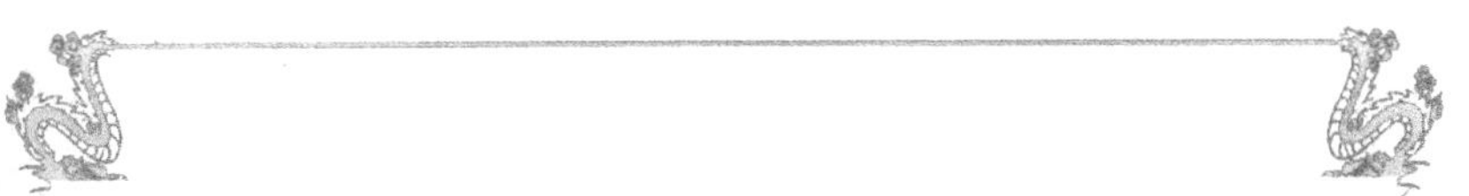

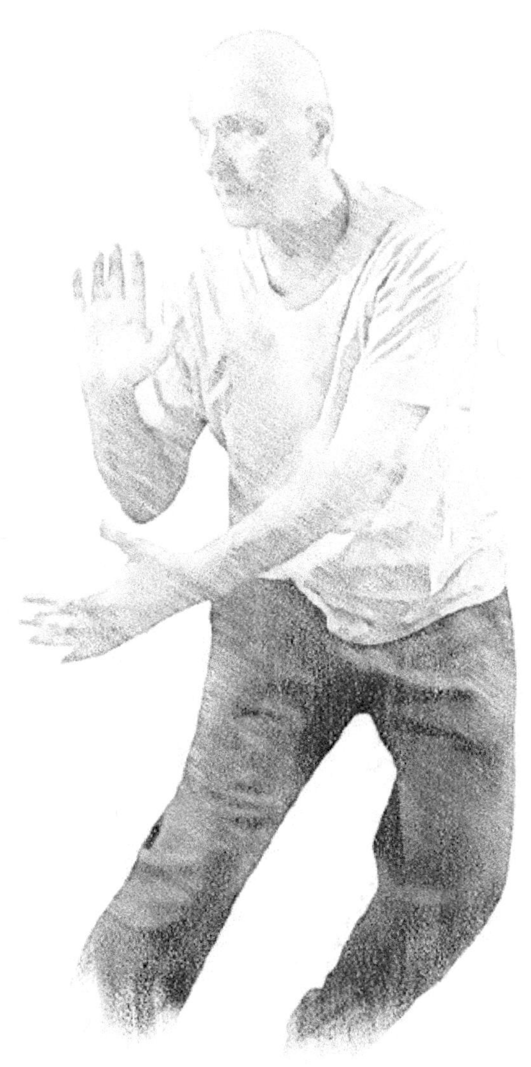

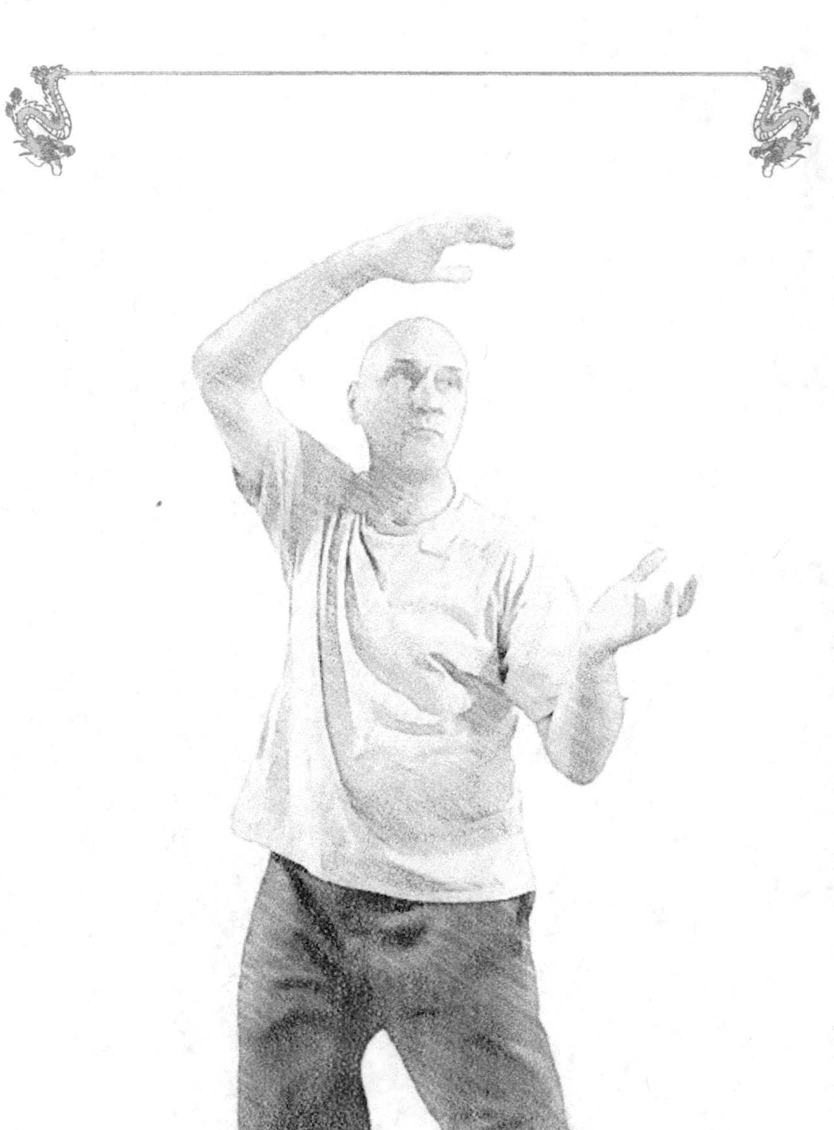

43

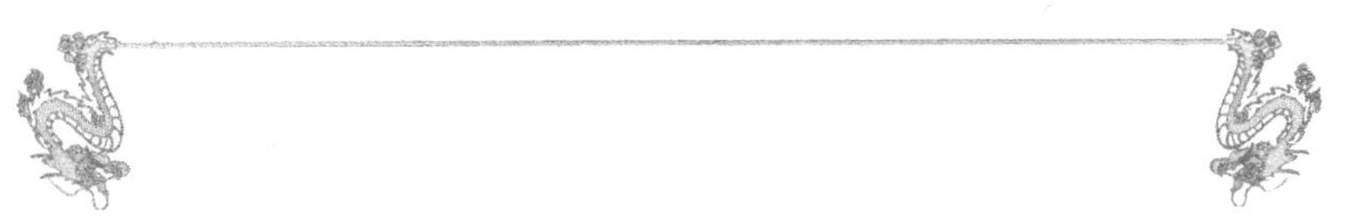

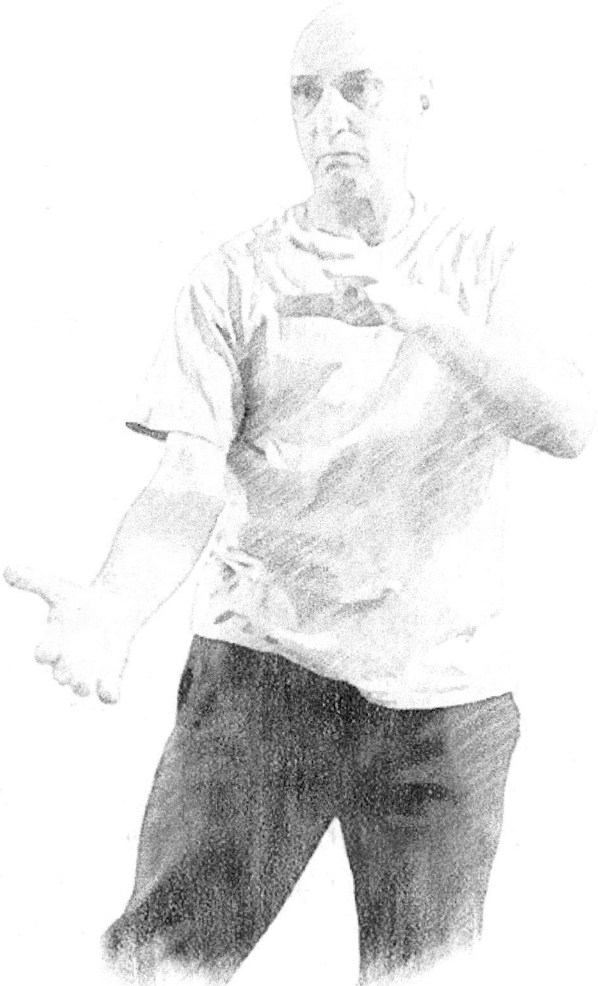

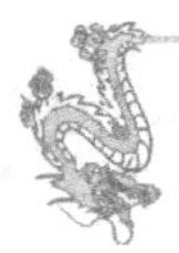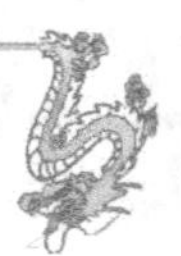

3. Établir un contact psychologique avec le patient. Parlez au patient de ce qu'il ressent. Les sujets de conversation distrayants peuvent être la météo, l'économie, l'actualité ou les nouvelles médicales. Demandez-lui ensuite de fermer les yeux, de baisser les bras le long de son corps, de se détendre et de se taire. Sa poitrine se trouve entre vos paumes, à une distance d'une coudée de chaque côté. Après avoir senti le biochamp, amenez vos mains au niveau de sa tête et commencez à examiner le biochamp à partir de là. Faites glisser vos paumes vers le bas sur le biochamp, déterminez sa forme et sa taille. Terminez le mouvement de vos mains au niveau de l'aine, puis, d'un mouvement doux et rapide, remontez vos mains et répétez le cycle. S'il est difficile de sentir le biochamp avec les deux mains, commencez par la main la plus sensible et utilisez l'autre main comme écran. Après le travail, lavez-vous bien les mains.

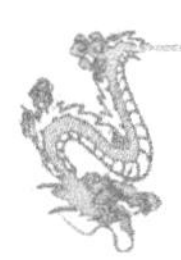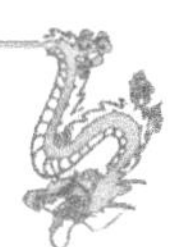

4. La sensation de biochamp à partir d'une photographie est possible en établissant un contact énergétique avec le patient, analogue à la prémonition d'une mère qui ressent inconsciemment la douleur de son enfant à une grande distance. Le principe du contact est le même, mais le second est beaucoup plus fort. Tout d'abord, étudiez très attentivement la photographie et mémorisez tous les traits, puis fermez les yeux et imaginez cette personne en face de vous. Ensuite, ouvrez à nouveau les yeux et comparez avec l'original de la photographie. Après avoir gardé une image stable dans votre mémoire, fermez les yeux et placez le patient imaginaire entre vos paumes comme si vous diagnostiquiez une personne réelle et examinez le cocon de son biochamp. L'absence de connexion énergétique entre vous peut indiquer la mort de cette personne.

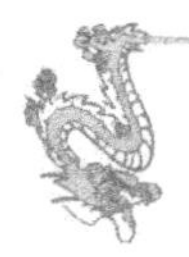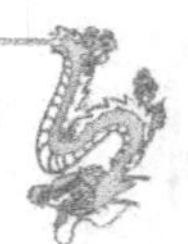

Correction du biochamp

Chaque organe a un pic d'activité maximale, pendant lequel il se prête mieux au traitement. La prise en compte des biorythmes n'est pas une condition préalable à la correction du biochamp. Dans la plupart des cas, nous corrigeons une zone où se trouvent de nombreux organes ayant des pics d'activité différents. Par conséquent, nous n'aborderons pas le sujet des biorythmes ici. Placez le patient entre les paumes de vos mains à une distance d'une coudée de chaque côté et alignez toutes les irrégularités de son biochamp, qui ont la forme de creux et de collines. Gardez vos paumes parallèles l'une à l'autre tout en lissant, pressant et tirant le biochamp. Lorsque vous déplacez le biochamp de haut en bas, gardez vos paumes perpendiculaires au corps tourné dans la direction du mouvement. Vérifiez régulièrement la qualité de votre travail. Idéalement, vous devriez créer la forme d'un cocon uniforme à partir du biochamp, c'est l'algorithme du traitement.

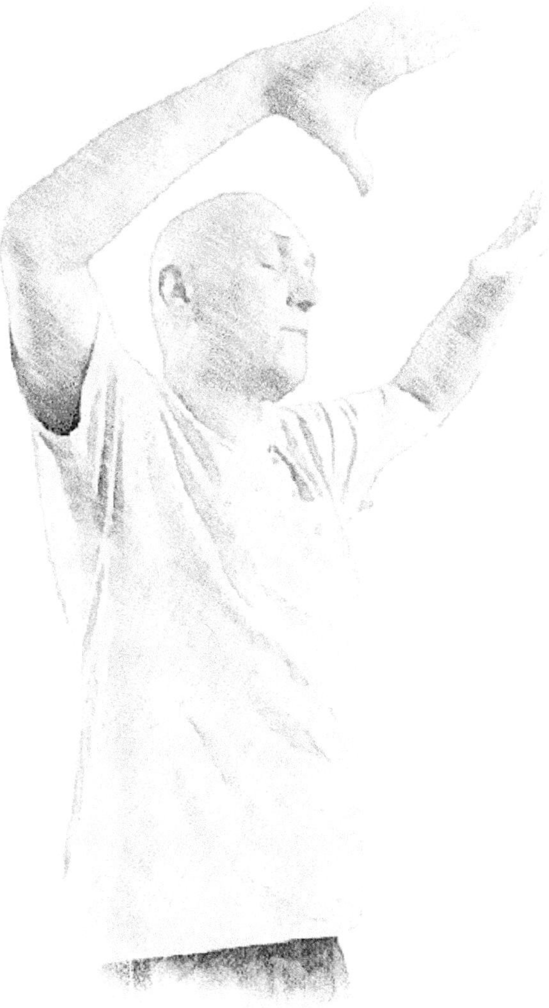

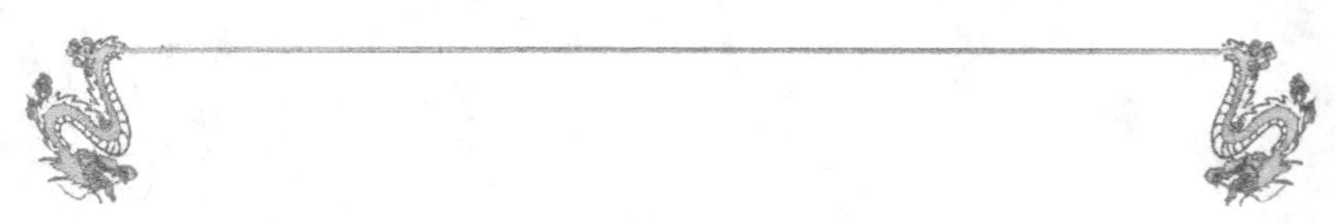

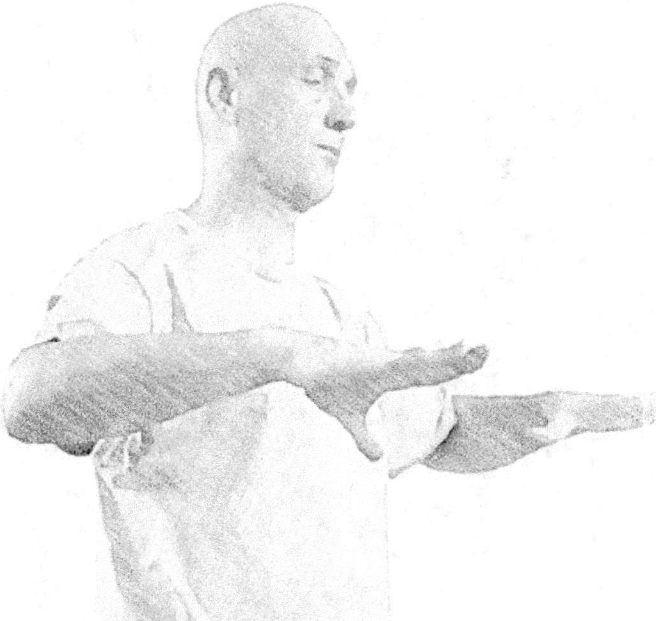

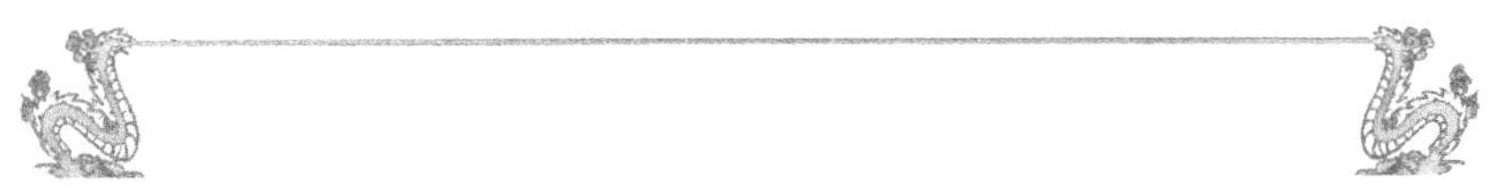

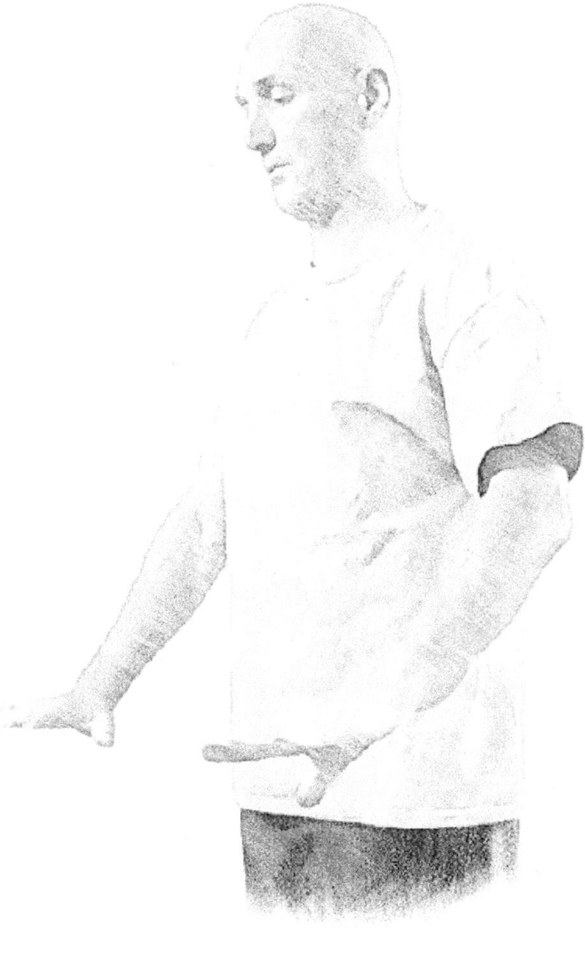

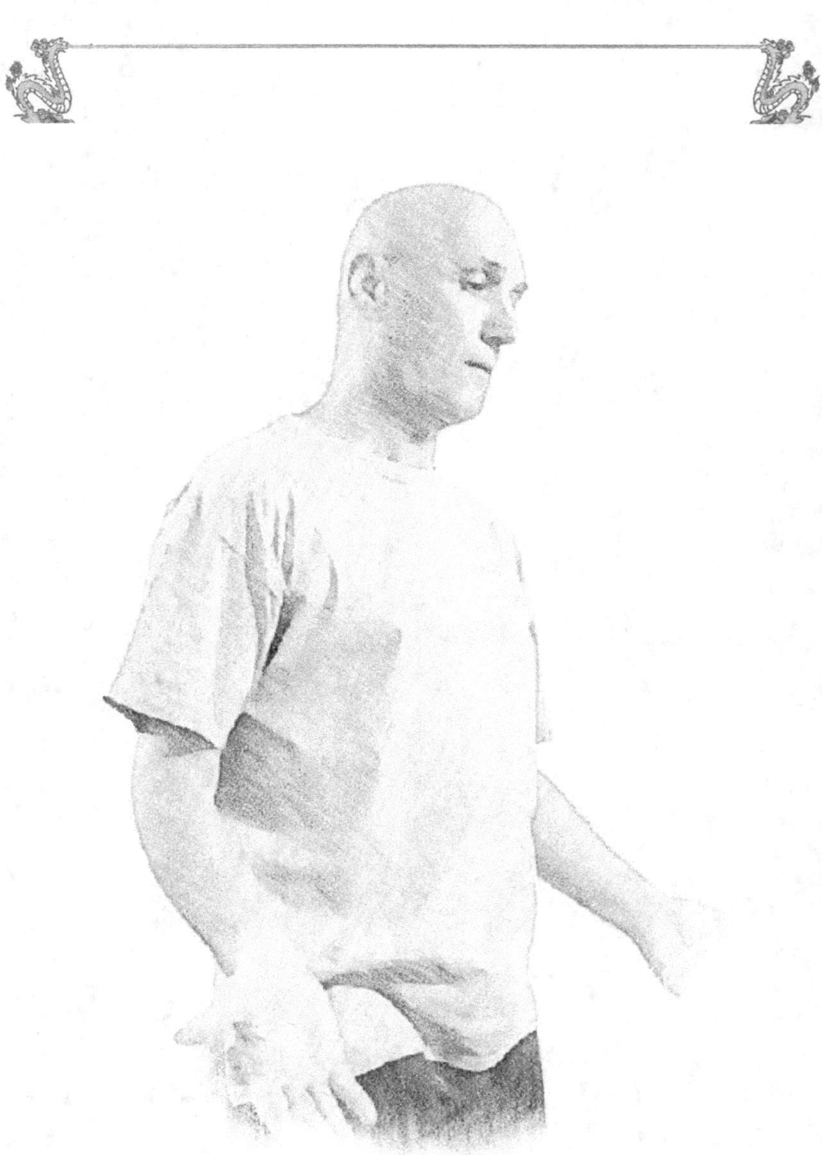

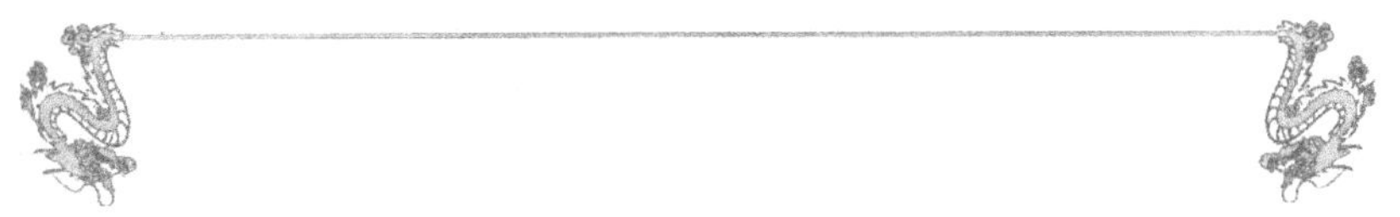

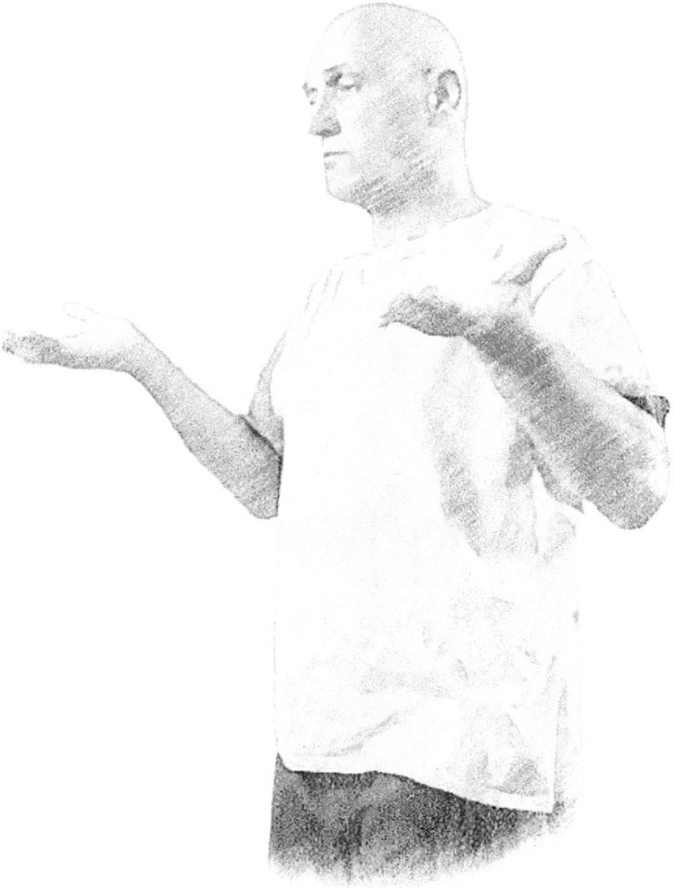

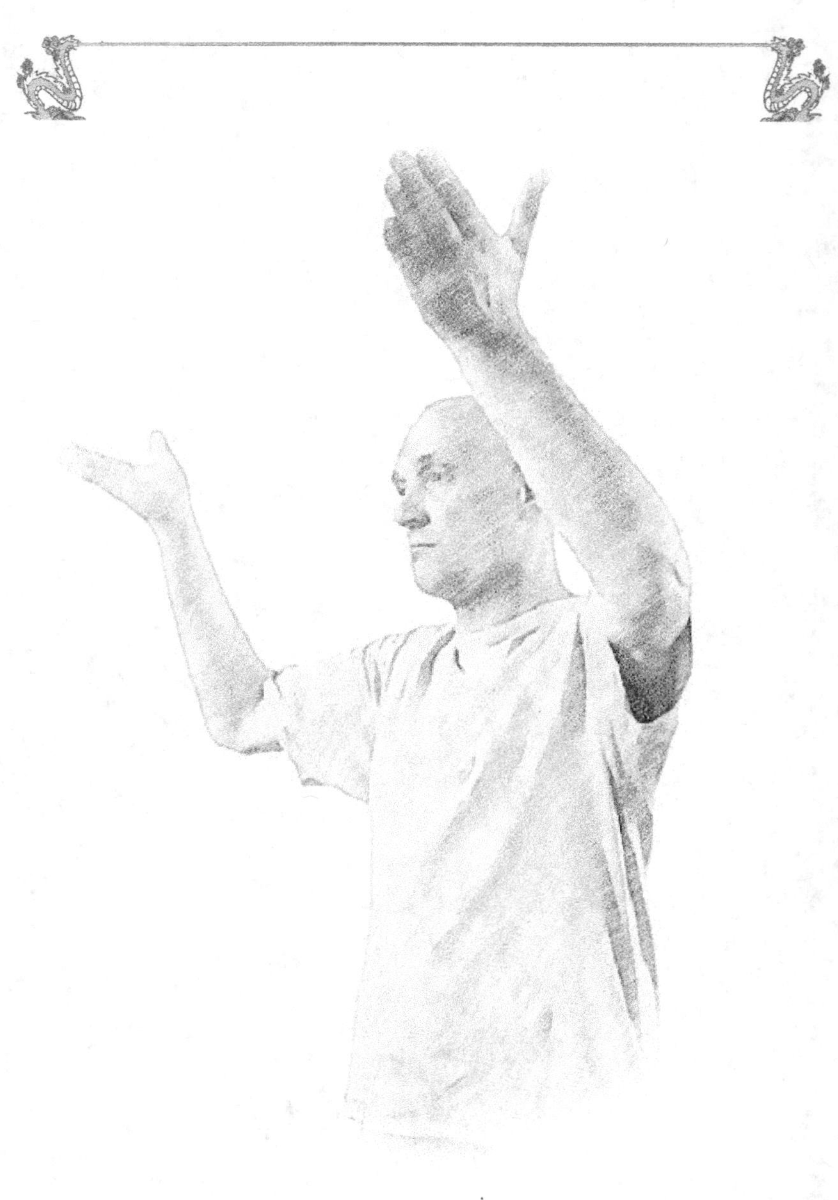

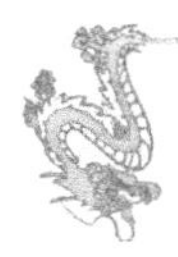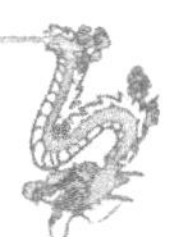

Malheureusement, il n'est pas toujours possible de guérir un patient en une seule fois. Répétez les séances après l'apparition du signal de douleur, jusqu'à ce que la douleur soit complètement stabilisée. En cas d'hypertension, les mains se déplacent du haut vers la région pelvienne, et inversement en cas d'hypotension. Connaissez toujours la limite de vos actions, car si vous retirez trop de biochamp de la région de la tête en cas d'hypertension, la personne perdra connaissance. Au contraire, si, en cas d'hypotension, vous mettez beaucoup d'énergie en haut, cela entraînera des vertiges. La correction du biochamp ne doit pas dépasser une demi-heure par jour, après quoi il faut veiller à se laver les mains.

Voici quelques exemples pratiques:

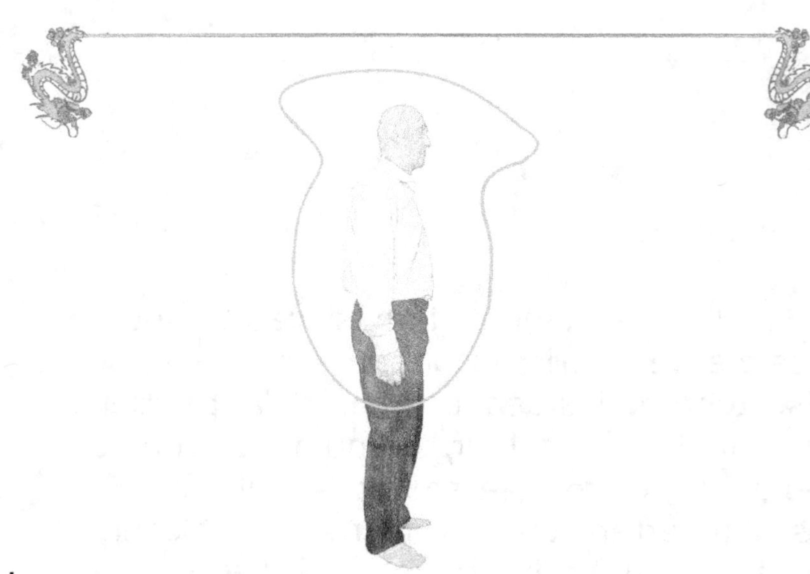

1. Le patient a des maux de tête, la tension artérielle est élevée. Des collines sont ressenties au niveau de la région cervicale des deux côtés. La cause de leur formation est l'ostéochondrose des vertèbres cervicales. Celle-ci interfère avec le flux d'énergie le long de la colonne vertébrale. L'énergie se répand sur les côtés à cause de ce blocage. Déplacez l'excès de biochamp de la région de la tête vers le petit bassin. Encouragez le patient à consulter un chiropraticien. Après avoir traité l'ostéochondrose avec un chiropracteur, effectuez une dernière correction du biochamp sur le patient. Si le bouchon se trouve au niveau de la poitrine, une trachéite ou une bronchite est possible.

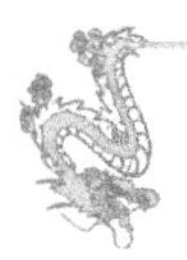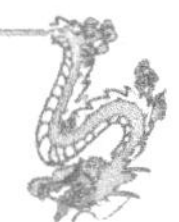

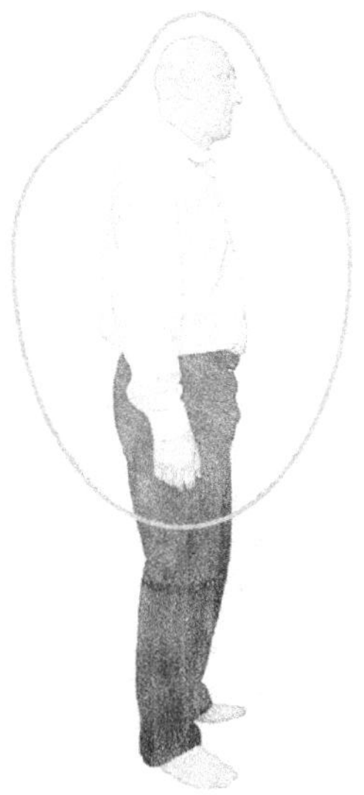

2. Le patient souffre de dépression, de fatigue chronique et d'hypotension. La taille du biochamp est normale, mais il y a des dépressions des deux côtés au niveau de la tête et la taille du biochamp est d'un quart de coude. Alignez le biochamp et agrandissez-le avec les zones donneuses inférieures.

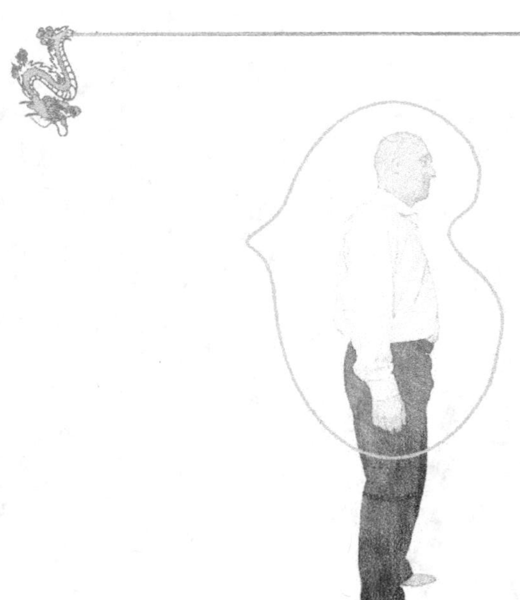

3. Le patient a soudainement développé le stade initial du diabète. La taille du biochamp est normale, mais il y a des changements de relief : sur le côté de la poitrine, il y a une dépression et sur le côté arrière, il y a une colline. Avec la paume la plus active, on appuie sur la colline et on l'éloigne vers le creux, et avec la paume opposée, on tire sur ce creux. La maladie disparaît, mais ce soulagement du biochamp est une déformation stable. Cette déformation dans la région du cœur peut entraîner une deuxième crise cardiaque si une correction périodique du biochamp n'est pas effectuée.

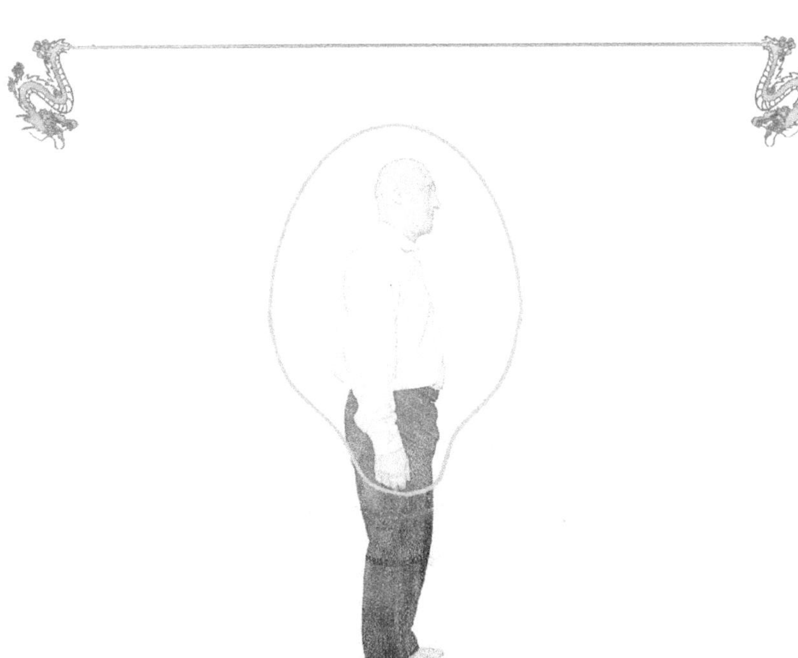

4. Un patient est atteint de leucémie. La taille du biochamp est normale, mais il y a des dépressions des deux côtés dans la région du coccyx. Il est nécessaire d'égaliser le biochamp en le compensant par le biochamp du dessus. En général, les symptômes de la maladie disparaissent et la formule sanguine s'améliore. Cependant, il n'est pas possible de se débarrasser complètement de la maladie. Il est nécessaire de corriger le biochamp périodiquement, car en cas d'interruption prolongée, une rechute se produit.

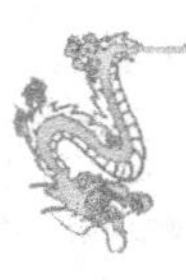

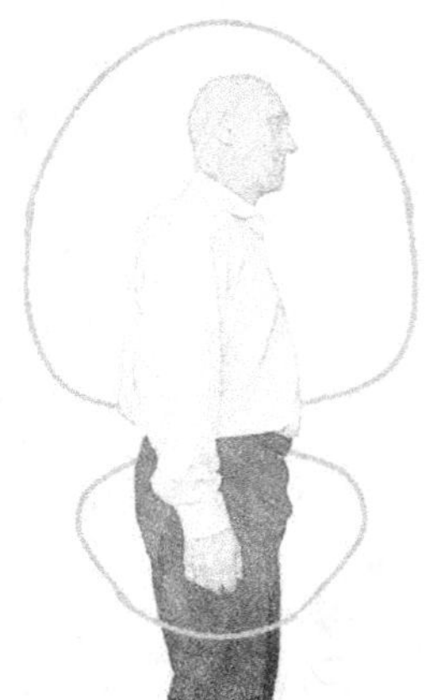

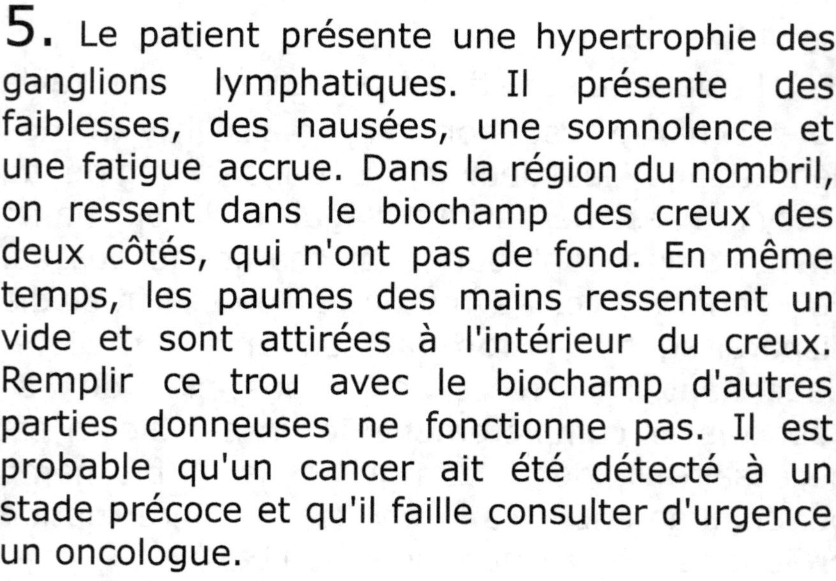

5. Le patient présente une hypertrophie des ganglions lymphatiques. Il présente des faiblesses, des nausées, une somnolence et une fatigue accrue. Dans la région du nombril, on ressent dans le biochamp des creux des deux côtés, qui n'ont pas de fond. En même temps, les paumes des mains ressentent un vide et sont attirées à l'intérieur du creux. Remplir ce trou avec le biochamp d'autres parties donneuses ne fonctionne pas. Il est probable qu'un cancer ait été détecté à un stade précoce et qu'il faille consulter d'urgence un oncologue.

6. Le patient souffre de nombreuses maladies et est en mauvaise santé. La taille du biochamp est très petite, seulement un demi-coude. Dans ce cas, il est nécessaire de stimuler l'ensemble de l'organisme. Placez vos mains au niveau de son plexus solaire, la main active devant. Une fois le contact énergétique établi, retirez la main protectrice et expirez l'énergie dans le corps du patient par la main active. Visualisez mentalement l'énergie sortant de la paume et s'écoulant dans le corps du patient. Puis, avec le majeur de la main protectrice, balayez lentement la colonne vertébrale de bas en haut. Répétez les cycles et refaites le diagnostic du biochamp. Ce traitement ne dure pas plus de 10 minutes.

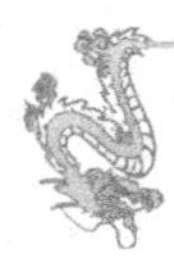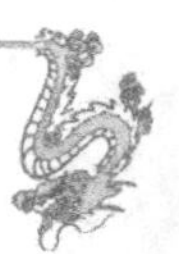

7. Il est également possible de guérir à partir d'une photographie, s'il y a un contact énergétique avec le patient. Les manipulations avec les mains restent les mêmes.

8. Il est inconfortable de se soigner soi-même, mais c'est nécessaire. Soyez patient et ayez une bonne connaissance de votre guérison. Le recrutement d'énergie aide le corps à guérir. Placez vos mains sur l'organe malade, inspirez profondément par le nez et faites entrer l'énergie dans votre poitrine, puis expirez lentement par la bouche et dirigez-la précisément vers l'organe malade. Lors de l'expiration suivante, visualisez la mauvaise énergie quittant l'organe malade. Répétez les cycles en alternant les flux d'énergie pendant 10 minutes, 5 fois par jour.

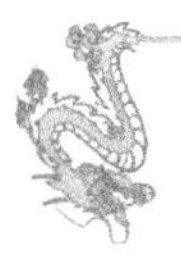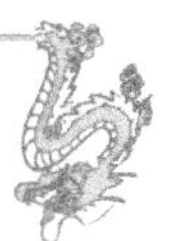

Les principales causes des creux et des bosses dans le biochamp humain sont non seulement une mauvaise alimentation, divers traumatismes, des maladies nouvelles et anciennes, mais aussi la détérioration. La colère et l'envie d'une personne donnent naissance à de fortes vibrations énergétiques, qui peuvent traverser le biochamp de la victime. Soyez toujours gentil avec les gens qui vous entourent.

Aidez toujours les gens en cas de besoin, soyez pur de cœur et désintéressé.

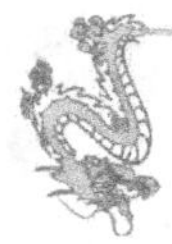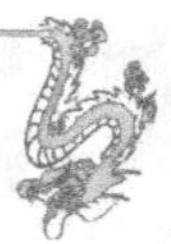

Contenu